AF312925

DE L'EMPLOI DU SULFATE DE QUININE

DANS LE

TRAITEMENT DE LA MÉNINGITE

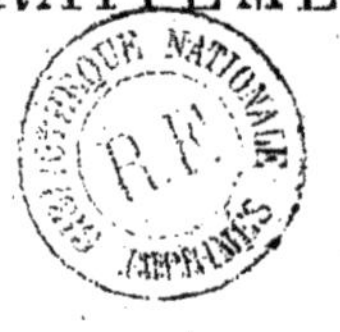

PAR

LE DOCTEUR H. DEBAUGE

Ancien interne des hôpitaux de Lyon, ex-chef de clinique obstétricale,
Membre de la Société des Sciences médicales,
Lauréat de l'École de médecine de Lyon.

LYON

LIBRAIRIE MÉDICALE DE J.-P. MÉGRET

QUAI DE L'HÔPITAL, 57.

—

1874

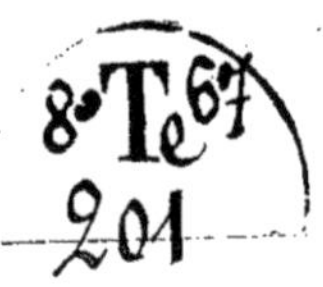

OUVRAGES DU MÊME AUTEUR.

Traitement des chancres simples et des bubons chancreux par la cautérisation au chlorure de zinc. Thèse. Paris, 1858.

De la matité précordiale. *(Lyon Médical*, 10 novembre 1871.)

De l'emploi de la noix vomique et des sels de strychnine contre les vomissements. *(Lyon Médical*, 7 juin 1872.)

Lyon. — Imp. Aimé Vingtrinier.

DE L'EMPLOI DU SULFATE DE QUININE

DANS LE

TRAITEMENT DE LA MÉNINGITE

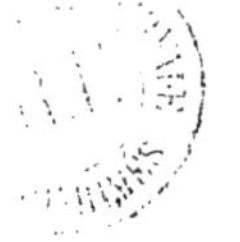

PAR

LE DOCTEUR H. DEBAUGE

Ancien interne des hôpitaux de Lyon, ex-chef de clinique obstétricale,
Membre de la Société des Sciences médicales,
Lauréat de l'École de médecine de Lyon.

LYON

LIBRAIRIE MÉDICALE DE J.-P. MÉGRET

QUAI DE L'HÔPITAL, 57.

—

1874

DE LEMPLOI DU SULFATE DE QUININE

DANS LE

TRAITEMENT DE LA MÉNINGITE

Les préparations de quinine peuvent, dans quelques circonstances, être mises en usage contre la méningite à titre de médicaments antipériodiques. La science possède un certain nombre d'observations de cette maladie, où des exacerbations, revenant à heure à peu près fixe, indiquaient qu'à l'inflammation était venu se joindre l'élément intermittent, réclamant son traitement spécial.

Les exemples les plus remarquables de cette espèce de méningite à forme rémittente nous sont fournis par l'épidémie qui, en 1841 et 1842, régna dans les hôpitaux militaires de Versailles, Strasbourg, Metz d'abord, et plus tard de Lyon, Marseille, Avignon. Presque tous les malades atteints de méningite présentaient, à côté d'un calme relatif très-prononcé pendant la journée, des exacerbations nocturnes d'une violence extrême.

Les traitements antiphlogistiques les plus énergiques n'obtenaient aucun bon résultat, et seuls les docteurs Durand à Lyon, Peysson à Metz, Misttler à Schelestadt purent enrayer les progrès de la maladie en s'adressant à l'élément intermittent et en lui opposant son médicament spécifique.

La relation des succès des trois médecins militaires que nous venons de citer a été conservée par un mémoire inséré dans les archives de médecine du mois de septembre 1844. Les observations que nous y lisons nous montrent qu'il n'a pas été nécessaire, pour arriver à l'effet désiré, d'employer de fortes doses de quinine : 30 à 50 centigrammes ont suffi pour obtenir, dès le premier jour, une diminution notable et souvent la suppression immédiate des accès nocturnes ; après ce premier résultat, les autres symptômes de la méningite s'amendaient rapidement, et, au bout de quelques jours, la guérison était complète.

Après avoir signalé le premier mode d'emploi de la quinine dans le traitement de la méningite, nous devons reconnaître que ce n'est pas lui qui se trouvera le plus souvent indiqué dans la pratique médicale. La méningite présente rarement la forme intermittente. Elle a d'habitude une marche régulièrement progressive qui exclut toute idée de médication antipériodique ; et la quinine ne serait pas fréquemment de mise contre cette maladie, si elle n'avait d'autre propriété thérapeutique que de suspendre les accès intermittents.

Mais le champ d'action de la quinine est loin d'être aussi borné. En ayant ce soin d'en élever la dose, on arrive à en obtenir des effets contro-stimulants qui permettent de la ranger dans la classe des antiphlogistiques. Elle possède d'ailleurs, comme nous le verrons plus loin, une influence sédative toute spéciale sur les centres nerveux ; et, de toutes les phlegmasies, ce sont les inflammations du cerveau, de la moelle et des méninges rachidiennes qui sont le plus efficacement combattues par cette médication. C'est ce que nous allons essayer de démontrer dans ce travail.

L'emploi de la quinine à dose élevée, dans le traitement de l'inflammation en général et de la méningite en particulier, n'est pas une idée nouvelle. Cette méthode de traitement est connue ou plutôt devrait être connue depuis une quarantaine d'années. Malheureusement, les travaux et les observations des praticiens qui se sont trouvés à même d'en constater les bons effets, n'ont pas obtenu toute la faveur qu'ils méritaient, et il nous paraît utile d'appeler de nouveau l'attention sur ce sujet.

La découverte des propriétés contro-stimulantes de la quinine, découverte qui devait conduire à celle de ses propriétés antiphlogistiques, est due aux médecins italiens, aux élèves de Rasori. Le professeur Giacomini (de Padoue) a été le premier à mettre en lumière, au moyen de nombreuses expériences, l'action hyposthénisante de cet alcaloïde. Le résultat des études entreprises par Giacomini est consigné dans le *Giornale analitico di medicina d'Omodei* de 1840. Le professeur de Padoue appuyait ses assertions sur ce fait, contrôlé plusieurs fois par lui, que l'action de la quinine donnée à dose toxique est augmentée par l'administration concomitante de substances contro-stimulantes, comme l'eau de laurier-cerise, et combattue au contraire par l'action de médicaments d'un ordre opposé, comme l'alcool. Les expériences de Giacomini ont été répétées en Italie par Landri, Balardini, Lüdi, Bergnoni, et complètement confirmées par les résultats qu'ont obtenus ces divers observateurs. Quelques mois, du reste, après la publication de son premier travail, le professeur de Padoue a eu l'occasion de voir au lit du malade les données qu'avaient fournies ses recherches sur les animaux, justifiées par l'observation clinique.

Un homme apporté à l'hôpital, après avoir, dans une tentative d'empoisonnement, absorbé une dose de 12 grammes de sulfate de quinine, a pu être rappelé à la vie par un traitement énergique dont les stimulants diffusibles ont fait tous les frais.

L'école italienne n'a pas tardé à mettre à profit, dans la pratique médicale, la découverte de Giacomini. Le nouvel hyposthénisant a été employé dans le traitement des pyrexies et dans celui des phlegmasies.

En 1840, le docteur Broqua (de Plaisance), dans un mémoire qu'il adressait à l'Académie de médecine de Paris, conseillait de traiter par ce médicament la fièvre typhoïde. Il prétendait en enrayer la marche par l'administration de 10 centigrammes de sulfate de quinine toutes les heures, jusqu'à extinction de tout mouvement fébrile.

Une pareille méthode de traitement, appliquée indifféremment à toute espèce de fièvre typhoïde, était une exagération des principes et de la pratique de l'école rasorienne. Mais il est resté démontré, par les observations du docteur Broqua et de ses compatriotes, que l'administration de la quinine a pour résultat l'abaissement du pouls, la diminution de la chaleur, et peut, par conséquent, être appelée à rendre de bons services toutes les fois que l'exagération du mouvement fébrile et la menace de mouvements fluxionnaires ou inflammatoires nécessitent une médication contro-stimulante.

Les applications de la quinine au traitement des maladies inflammatoires par les médecins italiens ont été plus nombreuses que celles qui en ont été faites aux pyrexies. Cette médication a été mise en usage, en Italie, contre les diverses phlegmasies tant des organes parenchymateux que des viscères membraneux ; et, de 1840 à 1845, les journaux de ce pays rapportent de très-nombreux faits de pneumonies, de pleurésies et de phlegmasies gastro-intestinales traitées de cette façon avec succès par Rasori, Tommasini, Giacomini et divers autres praticiens qu'il serait trop long d'énumérer.

Les notions émises par l'école italienne sur l'action hyposthénisante des sels de quinine, et les conséquences pratiques qui peuvent en être déduites, ne sont pas restées méconnues de la médecine française. Nos compatriotes ont vu bien vite, eux aussi, que les alcaloïdes du quinquina ont deux modes d'action différents, suivant la dose à laquelle ils sont administrés. A faible dose, les sels de quinine relèvent les forces, activent la circulation, raniment les fonctions digestives ; et quelques médecins, parmi lesquels nous citerons le docteur Peysson (de Metz), ont pu, en les faisant prendre à la dose de 5 à 10 centigrammes par jour chez l'adulte, trouver en eux un excellent médicament pour faciliter et rendre plus rapide la convalescence des fièvres graves. Mais, à dose élevée, la quinine change d'action, et MM. Bouchardat, Ménière, Trousseau ont tous reconnu que, dans ces conditions, elle opère comme hyposthénique. Bien que nous soyons restés un peu trop en retard sur les médecins italiens dans la voie des applications pratiques des propriétés contro-stimulantes des alcalis du quinquina, nous pouvons citer déjà un certain nombre de praticiens qui les ont utilisées dans nos hôpitaux, soit contre les fièvres, soit contre les phlegmasies,

Ainsi, voyons-nous, à la suite du docteur Broqua, MM. Briquet, Blache, Husson, Jadelot, Guéneau de Mussy, Pereira, Champeaux, Martin Solon, traiter la fièvre typhoïde par le sulfate de quinine. Ils ne cherchent pas, il est vrai, comme le médecin de Plaisance, à juguler la maladie ; ils se proposent seulement de maintenir par une médication contro-stimulante le mouvement fébrile dans des proportions convenables.

Le traitement des maladies inflammatoires par la méthode italienne, par le sulfate de quinine, a eu pour premiers partisans parmi nous les médecins militaires attachés à l'armée d'Afrique. Dans sa thèse inaugurale soutenue en 1848, à Montpellier, sur les propriétés antiphlogistiques du sulfate de quinine, le docteur Favier rappelle que, depuis 1840, cette médication était fréquemment mise en usage avec succès par M. Jubiot contre différents cas de fièvre inflammatoire, de pneumonie, de pleurésie, de dyssenterie. La dose employée était de 15 décigrammes à 2 grammes par jour.

Dans le journal de la Société de médecine de Montpellier (mars 1844), nous trouvons plusieurs faits de pneumonies, de pleurésies traitées de cette manière par le docteur France. Le journal de thérapeutique de Rognetta donne également quelques observations analogues tirées de la pratique du docteur Guérard, médecin de l'Hôtel-Dieu de Paris. La *Gazette médicale* de 1849 cite deux guérisons d'uréthrite obtenues par le docteur Fiels, au moyen du sulfate de quinine donné à la dose de 12 décigrammes. Le même praticien a pu arrêter la marche du croup avec des doses de 6 à 12 décigrammes par jour.

La phlegmasie qui nous intéresse plus spécialement dans ce travail, celle des enveloppes du cerveau, n'est pas restée oubliée des médecins français qui ont fait attention aux propriétés anti-phlogistiques de la quinine. Cette méthode de traitement a été mise en usage contre la méningite par MM. Delens, Mélier, Mérat, H. Cloquet. M. Delens est le médecin qui semble avoir le plus souvent traité les maladies cérébrales des enfants par la quinine; il a donné le résumé de ses observations dans son ouvrage de matière médicale, à l'article *quinine*.

Les observations des nombreux praticiens que nous venons de citer, et les heureux résultats obtenus par eux dans le traitement des affections inflammatoires, soit du cerveau, soit des autres organes, pourraient à la rigueur suffire pour nous autoriser à adopter l'emploi des préparations de quinine contre la méningite. Mais ce n'est pas seulement au nom de l'empirisme que l'on peut proposer cette médication. L'étude des effets physiologiques produits par la quinine explique les succès que nous venons de signaler, et nous apporte en même temps de nouvelles preuves de l'utilité de la médication que nous étudions dans ce travail.

Ainsi : 1° la quinine, administrée à dose un peu élevée, diminue la quantité de fibrine contenue dans le sang. Les études d'Andral et de Gavarret sur l'hématologie sont trop connues pour qu'il soit nécessaire d'insister sur le rôle que joue dans l'inflammation l'augmentation de la fibrine, et sur les avantages d'une médication qui, agissant directement sur cette altération caractéristique de la phlegmasie, peut abaisser la proportion de la fibrine sans nécessiter des évacuations sanguines. M. Mélier, il y a quelques années, a démontré, dans un travail lu à l'Académie de médecine, que la quinine avait la propriété de fluidifier le sang, de lui faire perdre sa coagulabilité, de le défibriner, en un mot. Il est arrivé à cette démonstration en étudiant l'état du sang chez les animaux morts empoisonnés par la quinine. Ses recherches sont consignées dans les *Mémoires de l'Académie de médecine*, tome X, page 727.

L'emploi de la quinine dans le traitement du rhumatisme a donné à M. Legroux l'occasion de vérifier au lit du malade les résultats obtenus par les expériences de M. Mélier. Au moyen de l'analyse du sang obtenu par la phlébotomie, il a constaté que, chez les malades soumis à l'usage de ce médicament, la proportion de la fibrine du sang diminuait habituellement de un à deux et même trois millièmes par jour. Ces observations lui ont paru si importantes qu'il n'a pas hésité à déclarer que l'administration de la quinine était appelée à remplacer la saignée.

2° Une deuxième preuve de l'action antiphlogistique des sels de quinine est fournie par l'abaissement de température que détermine l'administration de doses de 1 à 2 grammes.

Cet abaissement de température a été signalé par le docteur Broqua et par une grande partie des médecins qui ont, comme lui, employé la quinine dans la fièvre typhoïde. Il a été donné comme une preuve de l'action de cet alcaloïde contre la fièvre. M. Briquet a remarqué que, chez les malades soumis au traitement du docteur Broqua, la peau perdait rapidement cette chaleur âcre et sèche qui est le caractère de la fièvre typhoïde ; en deux ou trois

jours, elle devenait fraîche et semblait revenue presque complètement à la température normale. Il est regrettable que, dans
l'appréciation de ces modifications de la chaleur, M. Briquet n'ait
pas eu recours au thermomètre. Malheureusement, au moment
où ces observations ont été faites, on n'avait pas encore l'habitude de ce genre de recherches.

Nous avons, chez des malades atteints d'accidents intermittents assez graves pour nécessiter un traitement antipériodique
énergique, fait quelques recherches pour étudier l'influence de la
quinine sur la température du corps. Le thermomètre placé dans
le creux de l'aisselle un quart d'heure avant et une demi-
heure après l'administration de 1 gramme à 15 décigrammes de
sulfate de quinine accuse entre les deux observations une diminution de cinq à huit dixièmes de degré qui persiste pendant deux
à trois heures.

3° L'action des sels de quinine contre l'inflammation se trouve
encore démontrée par l'influence qu'ils exercent sur la rapidité
du pouls et sur la tension du sang.

Le nombre des pulsations artérielles est promptement diminué
par la quinine. C'est là un fait qu'ont pu facilement constater les
médecins qui ont eu à observer l'effet de ce médicament contre la
fièvre typhoïde et ceux qui l'ont mis en usage contre le rhumatisme.

Parmi les premiers, nous pouvons citer MM. Rilliet, Barthez,
Husson, Kapeler, de Saint-Laurent, Pereira, Jadelot, Silvy ; parmi
les seconds, MM. Dupré, Legroux, Briquet, Fouquier, Guérard.

Tout en reconnaissant ce ralentissement du pouls chez les
rhumatisants, M. Monneret a voulu l'attribuer à l'amélioration de
l'état du malade plutôt qu'à une action directe du médicament sur
la circulation du sang. Le rhmatisme entrant en voie de guérison,
il est tout naturel, dit-il, que la fièvre suscitée par lui diminue et
que, par conséquent, le pouls devienne moins rapide. Cette

objection est assez spécieuse; mais elle tombe devant les observations où l'on voit le pouls descendre après l'administration de la quinine jusqu'au dessous de 60 et même de 50 pulsations. Or, de pareils faits ont déjà été signalés plusieurs fois. Le docteur Lembert en cite un certain nombre dans son essai sur la méthode endermique. Baudelocque a vu chez deux enfants atteints de rhumatisme des doses de 2 grammes amener le pouls à 48 pulsations par minute. MM. Bally et Balquier l'ont vu tomber rapidement à 60, 50 et même 48 sous l'action de doses semblables chez l'adulte, et ce ralentissement des contractions du cœur qui maintenait le pouls au-dessous de son chiffre normal a persisté chez trois malades plusieurs jours après la cessation de tout traitement.

D'ailleurs, la quinine n'a pas toujours été donnée à des malades atteints de fièvre. M. Briquet l'a expérimentée dans un certain nombre de rhumatismes chroniques, complètement apyrétiques, et dix-neuf fois il a pu en pareille circonstance constater une diminution de 5, 10 et même 15 pulsations par minute.

M. Guersant déclare, dans les *Archives de médecine* de juin 1841, qu'il a vu nombre de fois chez des sujets sains le pouls baisser de 8 à 10 pulsations par minute une demi-heure après l'ingestion de 1 à 2 grammes de sulfate de quinine.

M. le docteur Favier s'est livré sur lui-même à une série d'expériences qui l'ont fait arriver aux mêmes résultats que le professeur Guersant. Avec une dose de 80 centigrammes par jour, il a vu le pouls tomber à 50, et, avec 32 décigrammes, à 45 et même 40. Ces résultats sont en parfaite concordance avec ceux que des expériences analogues avaient déjà donnés en Italie au professeur Giacomini et au docteur Reviglio (de Turin).

Nous pouvons donc regarder comme bien démontré que la quinine, administrée à dose élevée, ralentit les battements du

cœur. Il est également incontestable qu'elle diminue la tension
du sang.

L'affaiblissement du pouls, sous son inflence, a été signalée par
Giacomini et par MM. Guérard et Legroux. Mais les données les
plus précises sur cette question nous ont été fournies par
M. Briquet. Dans son ouvrage sur le quinquina, nous trouvons
une série de soixante-quatorze expériences où, avec l'hémody-
namomètre de M. Poiseuille, il a pu noter l'état de la tension du
sang dans l'artère carotide après l'ingestion de quantités plus ou
moins importantes de bisulfate de quinine. Ces recherches lui ont
permis de constater qu'avec 1 à 2 grammes on diminuait notable-
ment la tension du sang dans le système artériel et la force des
contractions du cœur. Cette diminution est proportionnelle à la
quantité de quinine ingérée, et persiste pendant deux ou trois
jours après l'expérience.

Les modifications apportées par la quinine à la rapidité du
pouls et à la tension du sang sont attribuées par M. Briquet à une
action directe de la quinine sur la contractilité du cœur; il voit
dans ce médicament un stupéfiant de la fibre musculaire car-
diaque. Nous ne voulons pas discuter ici les diverses opinions
émises pour expliquer l'action de la quinine sur la circulation.
Nous ne rechercherons pas les causes des phénomènes impor-
tants que nous venons de rappeler. Les conséquences pratiques à
en tirer nous intéressent seules ici. Cette diminution de la force
des contractions du cœur et de la tension du sang, ce ralentissement du pouls, cet abaissement de la température, ces change-
ments dans la composition du sang qui perd sa fibrine, nous
paraissent être des preuves bien suffisantes de l'action antiphlogistique de l'alcaloïde du quinquina, et justifient pleinement les
tentatives faites pour combattre avec ce médicament les diverses
maladies inflammatoires que nous avons vues plus haut avoir été

déjà traitées avec succès un bon nombre de fois par cette méthode
thérapeutique.

Mais, de toutes les phlegmasies qui peuvent devenir justiciables
de cette médication, il n'en est point auxquelles elle s'adapte
mieux que celles qui viennent frapper les organes cérébraux ou
leurs enveloppes. Lorsqu'elle s'attaque à la méningite, la quinine
voit son action antiphlogistique habituelle aidée et renforcée par
l'influence sédative toute spéciale qu'elle possède sur les centres
nerveux.

Les effets physiologiques produits par la quinine ont été trop
bien étudiés pour que nous ayons besoin d'insister longuement
sur la démonstration d'une vérité qu'ont mise en lumière les travaux de **MM**. Bouchardat, Jacquet, Mérat, Briquet, Trousseau.
Tous ces auteurs et tous ceux qui ont cherché à définir la manière d'agir de la quinine sur le cerveau et la moelle épinière,
ont reconnu que, lorsqu'elle est administrée à dose un peu élevée;
elle tend à arrêter les fonctions de l'axe cérébro-rachidien.
Diminuer l'activité de ces fonctions, et si on dépasse toute limite
les supprimer, voilà son rôle, qui se rapproche beaucoup de celui
des narcotiques et des stupéfiants, de l'opium et surtout de l'acide
cyanhydrique.

Les symptômes de l'empoisonnement par la quinine dénoncent
tous l'affaiblissement de la puissance du système nerveux, et ont
pour dernier terme, suivant l'expression de Trousseau, l'anéan-
tissement de toutes les fonctions du cerveau et de la moelle épinière. Au début, il y a bien quelques signes d'agitation qui sont
l'effet de la réaction, de la lutte soutenue d'abord par l'organisme
contre l'agent toxique. Mais bientôt à cette agitation succède
l'affaissement, l'accablement, la paralysie des organes des sens,
la perte de l'ouïe, de la vue, la diminution de la sensibilité de la
peau, l'affaiblissement et la lenteur des mouvements, l'aphonie

par défaut d'action des muscles du larynx, la dyspnée par suite de la paralysie des muscles respirateurs. Et, à tous ces accidents, que peut opposer la thérapeutique? Précisément, les moyens qu'on a l'habitude de mettre en usage contre l'empoisonnement par les narcotiques, les stimulants, et parmi eux le café, dont Giacomini a recommandé l'emploi dans les cas où se développent quelques accidents à la suite de l'administration de quantités un peu trop fortes de quinine.

L'action exercée par la quinine sur les centres nerveux a déjà donné lieu, en dehors du traitement de la méningite, à quelques applications thérapeutiques. On a, dans un certain nombre de névroses, trouvé en elle un précieux sédatif.

M. Sandras, par exemple, dans son *Traité des maladies nerveuses*, rapporte l'observation d'une femme hystérique atteinte de contracture des membres et de douleurs très-vives le long des muscles contracturés, douleurs qui ne pouvaient être calmées que par le sulfate de quinine donné à la dose de 1 gramme. La malade avait l'habitude de réclamer son sulfate de quinine chaque fois que ses douleurs devenaient trop vives.

Des doses de 12 à 15 décigrammes par jour entre les mains de Carlo Frua (*Gazette médicale* de 1843) et de M. Foucard de Sainte-Maxence (*Revue médico-chirurgicale*, octobre 1860) ont pu amener la guérison du tétanos. MM. Blanc et Chalupt ont, avec 60 à 80 centigrammes, réussi plus d'une fois à arrêter les convulsions chez les enfants.

MM. Trousseau et Pidoux ont, à diverses reprises, constaté l'heureuse influence des préparations de quinine dans les névroses des organes respiratoires : dyspnées, asthmes essentiels, toux convulsives.

Les recueils d'observations sont remplis de récits de névralgies traitées et guéries par le sulfate de quinine. Un certain nombre d'entre elles présentaient le caractère intermittent, de sorte que le succès obtenu pouvait être attribué, en partie du moins, à l'action antipériodique du médicament. Mais d'autres fois, par contre, la douleur était continue, d'une intensité toujours à peu près la même ; et le sel de quinine ne pouvait agir sur elle qu'à titre de sédatif du système nerveux. L'alcaloïde du quinquina est le meilleur moyen, sinon le seul efficace, qui puisse être mis en œuvre contre les douleurs fulgurantes de l'ataxie locomotrice.

C'est encore à lui qu'on s'est adressé maintes fois avec plein succès pour venir à bout de l'insomnie. M. Briquet, dans son *Traité du quinquina*, rappelle les observations d'un certain nombre de malades auxquels il procurait ou retirait le sommeil à volonté en leur donnant ou en leur refusant leur dose habituelle de quinine. Parmi eux, il s'en trouvait chez lesquels on avait inutilement essayé des quantités assez fortes d'opium sans pouvoir arriver au résultat qu'on obtenait avec la quinine. (Ouvrage cité, page 182.)

L'action sédative de la quinine sur les centres nerveux ainsi démontrée, on comprend sans peine de quelle utilité elle peut être dans les affections inflammatoires des organes cérébraux et des méninges. Lorsque l'on veut enrayer les progrès d'une ophthalmie, on joint au traitement antiphlogistique l'emploi de la belladone qui, en paralysant le nerf optique et en supprimant les fonctions de l'organe malade, vient le placer dans les meilleures conditions pour favoriser la guérison de la phlegmasie. Le sulfate de quinine, par l'action stupéfiante qu'il exerce sur le cerveau, jouera dans le traitement de la méningite un rôle analogue à celui de la belladone dans les affections oculaires.

Mais, pour en obtenir tous les bons résultats qu'on est en droit d'espérer, il faut avoir le soin de prendre certaines précautions dans son administration.

En parlant des effets physiologiques produits par la quinine, nous avons dit que les premiers phénomènes développés sous son influence annonçaient parfois une excitation plus ou moins vive du cerveau. Il y a, en effet, dans son action sur les centres nerveux, deux périodes : une première période d'agitation et une seconde de sédation.

Dans la première, le malade se plaint de céphalalgie, la figure est colorée, les yeux brillants. Il y a des douleurs orbitaires, parfois un peu de photophobie, les battements du cœur augmentent de force et de fréquence. En un mot, la réaction de l'organisme domine la scène, et produit précisément l'inverse des effets que tendait à développer l'agent thérapeutique. C'est la crainte des accidents qui peuvent être amenés par ce premier résultat de la médication par la quinine qui a empêché la vulgarisation de cette méthode thérapeutique.

Mais la période d'agitation n'est que passagère, et bientôt lui succède la période de sédation, où dominent seuls les heureux effets de la médication que nous défendons. Il est, du reste, un moyen d'atténuer et de faire disparaître complètement les inconvénients de la période d'agitation. Il suffit pour cela de donner la quinine à doses réfractées. En faisant prendre au malade des doses très-fortes à de rares intervalles, l'impression brusque de la quinine a pour résultat une période de réaction violente et prolongée et une période de sédation tardive et faible. En fractionnant la dose, en la faisant absorber lentement et en plusieurs fois, on rend la période d'agitation beaucoup moins importante, et la période de sédation, tout en arrivant plus vite, est beaucoup plus prolongée.

La meilleure manière d'administrer le sulfate de quinine aux malades atteints de méningite serait de la faire prendre suivant la méthode employée par le docteur Broqua pour le traitement de la fièvre typhoïde. Il faudrait en donner, toutes les heures ou toutes les deux heures, 5 à 10 ou 15 centigrammes. En opérant ainsi avec la quinine, comme on a l'habitude de le faire avec le calomel, on supprimerait toute trace de réaction. Il n'y aurait plus du tout d'excitation cérébrale ; l'effet sédatif de la quinine serait seul à se produire et ne pourrait être entravé par aucun accident. Mais il n'est malheureusement pas toujours possible d'agir de la sorte. La quinine ne peut être donnée sous forme de pilule, la déglutition en serait souvent par trop difficile. D'un autre côté, l'impression pénible que produit son amertume ne permet pas ordinairement de l'administrer en prise ou en potion. Le délire, résultat de l'affection cérébrale, n'enlève pas au malade la perception des saveurs, et l'instinct lui ferait rejeter des boissons d'un goût désagréable.

D'ailleurs la quinine provoque souvent le vomissement, et dans une maladie où le vomissement se produit si facilement, l'estomac serait quelquefois incapable de tolérer ce médicament.

Il faudra donc le plus souvent avoir recours à l'absorption par le gros intestin. La quinine devra être donnée en lavements. Mais pour que les lavements ne soient pas rejetés, il faudra avoir soin de ne pas les renouveler trop fréquemment. Nous croyons que la meilleure méthode à suivre sera, en pareille circonstance, de diviser la quantité journalière de quinine à administrer dans les vingt-quatre heures en quatre doses, qui seront prises de six en six heures.

On se trouvera bien d'associer à la quinine des médicaments sédatifs. On aura de cette façon un obstacle de plus au développement de tout phénomène de réaction. Le bromure de potassium est l'agent sédatif qui nous paraît le mieux aider à l'action de la quinine. On le fait prendre en potion à la dose de 1 à 2 ou 3 grammes, suivant l'âge du malade.

Nous avons eu l'occasion de mettre en pratique cette médication d'après les conseils d'un de nos maîtres les plus autorisés, le professeur Socquet. La première application que nous en avons faite a eu pour sujet une enfant de cinq ans, atteinte de méningite par suite d'insolation. Nous en avons conservé l'observation que nous transcrivons ici :

Marie S..., âgée de cinq ans et demi, tempérament lymphatique sanguin, constitution bonne, a eu pour toute maladie antécédente une rougeole qu'elle a contractée il y a deux ans et qui n'a présenté rien d'anormal.

Le 8 août 1867, après une promenade de deux heures, où, malgré une chaleur accablante, elle a beaucoup couru, et s'est exposée à plusieurs reprises, la tête découverte, aux rayons du soleil, elle se plaint en rentrant de violentes douleurs de céphalalgie, ne mange que très-peu, et une heure après ce repas est prise de vomissements. Pendant toute la nuit, elle est brûlante, très-agitée, délire par moments. Puis sur les trois heures du matin survient une première crise de convulsions Après la crise, sommeil d'un quart d'heure. A cinq heures, nouvelle crise : le sommeil dure cette fois une demi-heure ; mais au réveil la malade ne semble plus reconnaître les personnes qui l'entourent. Troisième crise à six heures et demie.

Nous sommes appelé à sept heures. A ce moment nous trouvons l'enfant dans le coma. La figure est injectée. Les paupières sont à demi-fermées et ne laissent voir dans leur intervalle que le blanc de l'œil. En soulevant la paupière supérieure on trouve la pupille portée en haut, contractée, un peu de strabisme. La bouche est déviée, portée à droite. La tête est renversée en arrière. Les membres sont agités par moments de légers mouvements convulsifs.

Le pouls est à 100 pulsations. En l'explorant on constate l'existence de soubresauts des tendons presque continuels. La respiration est inégale, entrecoupée de profonds soupirs.. *(Application de quatre sangsues aux apophyses mastoïdes. Douze gouttes de chloroforme en potion, 30 grammes d'huile de ricin en lavement. Glace sur la tête. Coton cardé saupoudré de chaux et de sel ammoniac aux pieds.)*

A onze heures, l'état est toujours aussi grave. Les convulsions se sont renouvelées à huit heures, à neuf heures et à dix heures et quart. Nous nous décidons à ce moment à recourir à la quinine et nous prescrivons de faire prendre à l'enfant toutes les six heures un lavement contenant 25 centigrammes de sulfate de quinine. Elle aura en même temps une potion contenant un gramme de bromure de potassium.

Le premier lavement est donné à midi ; il est gardé. A deux heures et à quatre heures et demie deux crises un peu moins longues que celles du matin. Dans l'intervalle la malade ne reprend pas connaissance. Mais elle boit facilement.

Après le deuxième lavement, qui est donné à six heures, et qui est gardé comme le premier, il ne se produit plus de nouvelles convulsions. La nuit est assez tranquille, la malade dort, elle a seulement quelques petits soubresauts, et de temps en temps porte la main au front.

Le 10, à huit heures du matin, nous la trouvons encore dans le coma, qui de temps à autre est interrompu par des intervalles d'agitation avec plaintes. L'enfant ne reconnaît pas encore ses parents.

Le traitement est continué. Toutes les six heures on administre 25 centigrammes de sulfate de quinine.

Le 11, l'enfant reprend connaissance. Mais elle a encore de la fièvre, 96 pulsations, de la céphalalgie. Lorsqu'elle s'endort, les paupières restent à demi entr'ouvertes ; la bouche est encore un peu déviée. A raison de l'amélioration obtenue, nous ne faisons plus donner que deux lavements de quinine, un le matin et l'autre le soir.

Le 12, la malade se lève un moment et demande à manger. On suspend la quinine et on continue seulement le bromure de potassium.

Le 13 une purgation, un lait de Planches achève de faire disparaître la céphalalgie, et dès le 15 tout symptôme morbide a complètement disparu.

La dose employée chez cette enfant a été de 1 gramme. Pour un enfant plus jeune, un enfant de deux à trois ans, il faudrait se contenter de 60 à 80 centigrammes. Au-dessous d'un an, 40 à 50 centigrammes suffiraient. Chez l'adulte, par contre, on devrait aller à 2, 3 et même 4 grammes.

Si nous ne craignions pas de trop allonger ce mémoire, nous pourrions ajouter encore quelques observations de méningite où la quinine nous a donné de bons résultats. Une seule fois, nous l'avons vue échouer. L'enfant, traité inutilement d'après cette méthode, était entouré de parents peu soigneux, négligeant d'accomplir nos prescriptions à l'heure indiquée ; et nous sommes tentés d'attribuer, dans cette circonstance, l'insuccès de la médication à l'irrégularité avec laquelle elle était suivie.

Nous avons perdu également un enfant atteint de méningite tuberculeuse. Nous avions été, une première fois, assez heureux pour enrayer, au moyen du sulfate de quinine, une méningite commençante et se traduisant par des convulsions, du coma. Mais, trois mois après ce premier succès, de nouvelles convulsions survenaient et à leur suite se developpaient tous les symptômes d'une inflammation qui résistait à tout traitement et emportait notre malade.

Malgré cet échec, nous croyons que le sulfate de quinine pourra rendre de grands services dans la méningite tuberculeuse, et que plus d'une fois il pourra arrêter la phlegmasie en train de se développer autour des tubercules. Il prolongera ainsi la vie des petits malades, et dans quelques circonstances on pourra, grâce à lui, voir finir par s'établir la tolérance autour du produit morbide ; parfois même la résolution pourra s'en opérer.